INDICATEUR MÉDICAL

D'AIX-LES-BAINS

(SAVOIE)

Publications du même auteur.

Manuel de l'étranger aux eaux d'Aix, année 1834. Burdet, libraire (300 pages d'impression).

Manuel de l'étranger aux eaux d'Aix, 2e édit., revue et augmentée d'un précis statistique et historique sur la Savoie. Id., 1841.

Bulletin des eaux d'Aix, formant une suite de rapports sur les *Saisons thermales* (années 1835, 1836, 1837, 1838).

Relation d'un voyage médical et observations pratiques faites en France, en Angleterre, en Hollande et en Allemagne, en 1830-31-32 (*Repertorio medico-chirurgico del Piemonte*). Turin, 1833.

Rapport inséré dans les *Mémoires de l'Académie royale de Savoie*, au sujet de curieux fragments de sculpture découverts en 1851, lors de la restauration de l'hospice Haldiman, sous la direction du docteur Despine.

Notice sur les découvertes d'antiquités romaines faites à Aix en 1854, présentée à l'Académie des sciences de Turin.

L'été à Aix en Savoie, par Despine et Audiffred. In-8 de 311 pages, orné de charmants dessins de Raffort et Petit. Paris, Dauvin et Fontaine, libraires, 35, passage des Panoramas.

Mémoire lu à l'Académie impériale de médecine de Paris, au sujet d'appareils perfectionnés pour l'emploi des eaux thermales (*Gazette des hôpitaux de Paris*, 1855).

Mémoire sur l'incubation artificielle au moyen des eaux d'Aix, présenté à l'Académie des sciences de Paris (voyez le *Journal l'Institut*, numéro du 16 juin 1852).

Paris. — Imprimerie de L. MARTINET, rue Mignon, 2.

INDICATEUR MÉDICAL

ET TOPOGRAPHIQUE

D'AIX-LES-BAINS

(SAVOIE)

Par le docteur baron DESPINE (fils)

MÉDECIN CONSULTANT A AIX

Inspecteur honoraire de l'établissement thermal,
Chevalier de l'ordre civil et militaire des SS. Maurice et Lazare
et de la Légion d'honneur,

Membre de l'Académie des sciences de Turin, de l'Académie impériale de Savoie,
de l'Académie des sciences, arts et belles-lettres de Dijon,
de la Société de médecine de Paris, de celles de Lyon, Turin, Marseille, Genève,
de la Société des sciences médicales de la Moselle,
des Filomates de Lucques, de la Société économique de Chiavari,
de la Société d'hydrologie médicale de Paris,
de l'Académie royale d'agriculture de Turin, de la Société d'histoire
et d'archéologie savoisienne, de la Société médico-chirurgicale de Bruxelles
et de celle des Antiquaires de France,

COMPRENANT

UN PRÉCIS TOPOGRAPHIQUE ET HISTORIQUE D'AIX,
SES SOURCES MINÉRALES,
LES MALADIES TRAITÉES, LES DIVERS MODES D'APPLICATION DES EAUX,
LES PRÉCAUTIONS NÉCESSAIRES AVANT, PENDANT ET APRÈS LA CURE;
LES PROMENADES, CURIOSITÉS, FRAIS DE SÉJOUR;
AVEC UN TABLEAU D'ANALYSES CHIMIQUES DES DIFFÉRENTES SOURCES.

PARIS
VICTOR MASSON ET FILS
PLACE DE L'ÉCOLE-DE-MÉDECINE.

1861

RENSEIGNEMENTS PRÉLIMINAIRES.

J'ai cru devoir consigner dans cette nouvelle édition les renseignements qui suivent, pour servir de guide aux baigneurs et aux touristes dans les premiers temps de leur séjour à Aix, afin de ménager des instants souvent précieux.

Emploi de la première journée.

1° Consultation chez le médecin.

2° Visite à l'établissement thermal (s'adresser au concierge).

3° Abonnement au casino.

Deuxième journée.

Visite aux antiquités romaines et curiosités de la ville d'Aix.

1° Arc de Campanus (place Campanus, derrière l'église).

2° Temple de Diane (jardin du presbytère).

3° Château d'Aix (ancien cercle ; salle de spectacle bâtie dans l'intérieur du temple de Diane ; escalier très remarquable).

4° Bains romains. Cadran solaire antique (pension Chabert).

5° Grottes thermales (fort curieuses). Elles sont de temps en temps illuminées *à giorno.*

6° Promenade au jardin *Mollard* (vue générale d'Aix).

Troisième journée.

Sources de Marlioz (nouvelles salles d'inhalation), à vingt-cinq minutes d'Aix. Route de Chambéry et retour par le chemin de Mouxy et la carrière des Romains, ou la route de Tresserve et la maison du Diable).

Quatrième journée.

1° *Cascade de Grésy* (route de Genève).

2° Chemin des Bauges et de la grotte de Bange, moulin de *Prima* (très pittoresque).

3° Sources minérales de Saint-Simon.

Cinquième journée.

Saint-Innocent (route du port), château, campagnes *Quisard*, *Despine*, *Blanchard* (lapins d'Angora). Baie de Grézine, Hameau de Brison.

Sixième journée.

Lac du Bourget (château de Bordeau, Haute-Combe, Châtillon). Ces différentes excursions sur le lac peuvent se faire par les bateaux à trois bateliers, ou le dimanche par le bateau à vapeur qui fait le tour du lac, et s'arrête une heure à Haute-Combe.

Septième journée.

Château de la Motte, Chambéry, les Charmettes.

Pour les autres courses, consulter cet Indicateur pages 52 à 57.

Nota. — La liste des étrangers arrivés se trouve au Casino chez les libraires d'Aix, dans les pensions, etc.

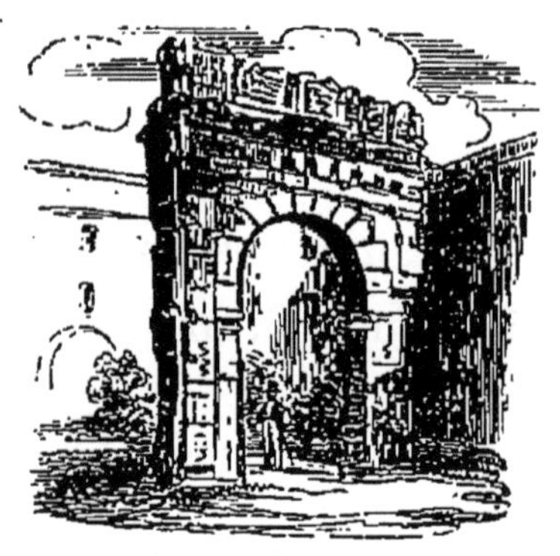

AIX
Arc de Campanus

INDICATEUR MÉDICAL

ET TOPOGRAPHIQUE

D'AIX-LES-BAINS

Position, histoire, salubrité de la ville d'Aix.

La ville d'Aix (*Aquæ Gratianæ*) est située à l'est de la vallée de ce nom, sur le penchant d'une riante colline. Son établissement thermal est à 258 mètres au-dessus de l'Océan, à 32 mètres au-dessus du lac du Bourget, qui occupe le fond de la vallée, et se dirige comme elle du nord au sud, sur une longueur d'environ 14 kilomètres.

Sa population de 4116 habitants est plus que doublée en été par l'affluence des baigneurs. Son importance a plus que triplé depuis 1814, et tend à augmenter par le mouvement qui y rayonne aujourd'hui, la restauration qui s'y fait, sa jonction avec les principales voies ferrées de l'Europe.

La latitude d'Aix est 45° 38′ 58″; sa longitude à l'est du méridien de Paris, est 3° 34′ 40″. La *flore des environs* est celle des contrées plus méridionales, car le *figuier*, le *grenadier*, le *jujubier*, y prospèrent en pleine terre. L'air qu'on y respire jouit de propriétés calmantes, ainsi que l'expérimentent chaque jour les malades qui, avant leur arrivée, étaient sujets aux insomnies, névralgies, tension nerveuse. L'atmosphère douce et peu variable d'Aix convient admirablement aux personnes rhumatisantes et à celles qui ont la poitrine délicate.

Quant à la constitution géologique du sol, Aix est assis sur le terrain néocomien, dans le groupe crétacé. Le néocomien repose sur les terrains jurassiques; ceux-ci n'apparaissent que sur le penchant des montagnes latérales. Il est recouvert par la mollasse tertiaire, qui forme la plupart des collines environnantes (1).

Son climat est tellement sain, qu'en 1435 et en 1564, lorsque la peste étendait ses ravages sur les vallées environnantes, Aix fut préservé de ce fléau. Cette salubrité et l'efficacité des eaux étaient connues des Romains, qui y ont laissé des thermes, un temple, un arc votif admirés des antiquaires.

Aix faisait partie de l'ancienne Allobrogie. — Après avoir appartenu à Rodolphe III, roi de Bourgogne, et avoir été un objet de contestation entre les maisons

(1) Consulter, pour plus de détails, l'intéressant travail de M. Louis Pillet, secrétaire adjoint de l'Académie royale de Savoie et conservateur du musée de géologie, travail intitulé : *Description géologique des environs d'Aix et de Chambéry*, extrait des *Mémoires de l'Académie de Savoie*, 1858.

des ducs de Savoie et des comtes de Genève, il demeura enfin, par un traité conclu en 1295, sous la domination des premiers, qui l'érigèrent en baronnie, puis en marquisat.

Au XIIIe siècle, la ville fut réduite en cendres. Au XVIe siècle fut construit le château d'Aix, dans lequel on observe trois époques distinctes qui rappellent les phases ou changements qu'a éprouvés la ville. Il est antique par le temple de Diane, qui a servi de base à sa grande tour, où est installé aujourd'hui le théâtre. Il est gothique-arabe par son remarquable escalier, et moderne par sa salle de bal. — Cet édifice appartient à M. le marquis d'Aix-Sommariva. — Il a servi de cercle pour MM. les étrangers dès 1824 à 1849.

Aix a produit un homme illustre, Claude de Seyssel, l'historien de Louis XII, évêque de Marseille en 1515, grand diplomate et philologue distingué. C'est là un titre nobiliaire que les révolutions n'infirmeront point.

Deux établissements principaux contribuent à la prospérité de la ville : l'établissement thermal, bâti en 1773 par le roi Victor Amé III, et le Casino, élevé en 1848 par une société d'actionnaires, sur les dessins de l'architecte savoisien Pellegrini.

En 1857, le roi Victor-Emmanuel II a inauguré le percement gigantesque du mont Cenis et jeté les fondements du pont-viaduc de *Culoz*, où se raccordent les chemins de fer de France, de Suisse et d'Italie.

Le 2 septembre de la même année, il a posé solennellement la pierre de la façade monumentale de l'établissement thermal, pour l'agrandissement duquel une somme de 900,000 francs avait été votée, en 1856, par le parlement sarde.

Depuis l'annexion de la Savoie à la France, l'établissement thermal d'Aix est devenu propriété de l'État. S. M. l'Empereur, le 4 septembre 1860, a approuvé une dépense de 700,000 francs pour l'achèvement et l'agrandissement des bains d'Aix, et pour la reconstruction de l'hospice de la reine Hortense.

Grâce à cette puissante impulsion, plusieurs divisions nouvelles de douches et de bains ont pu être ouvertes pour la saison de 1861.

C'est ainsi que l'établissement répondra au nombre croissant des baigneurs, qui en 1860 a dépassé six mille, soit, environ mille de plus que les années précédentes.

PARTIE MÉDICALE.

Des eaux et de l'établissement thermal.

Les eaux thermales d'Aix forment deux sources distinctes : celle de *Soufre* (chaleur 45° c.) ; la seconde, dite d'*Alun* ou de Saint-Paul (46°,5). Toutes deux jaillissent en volume énorme sur la hauteur à l'est de la ville, près l'une de l'autre. Elles sont sulfureuses, et renferment, outre un grand nombre d'autres substances, des sels de fer, de magnésie et d'alumine. La première marque 4 degrés sulfhydrométriques, et l'autre 3 degrés au réservoir de l'établissement. Cette dernière, contenant plus de fer et de carbonate calcaire, est plus âpre à la peau, d'où sans doute le sobriquet traditionnel d'eau d'*Alun* qu'elle porte aujourd'hui. Du reste, M. Bonjean y a récemment constaté la présence de l'*alun*, niée par quelques chimistes.

D'après un récent jaugeage, ces eaux fournissent par minute : l'eau de *Soufre*, 1550 litres ; la source d'*Alun*, 3342 litres. L'établissement d'Aix est le seul qui utilise plus de 6 000 000 de litres d'eau minérale par vingt-quatre heures. D'après leur température élevée, un savant géologue, M. Mousson, estime qu'elles doivent venir d'une profondeur de 1000 à 1200 mètres.

Le grand établissement, qui a pour annexes les THERMES BERTHOLLET, où sont des bains et des douches de *vapeur exaltée*, et l'ancien BAIN ROYAL (1), divisé en douches et piscines réservées aux indigents, possède le privilége inestimable d'un excellent service thermal.

On y trouve deux piscines à natation, deux vaporariums, deux salles d'inhalation. — Des douches de vapeur locales, des bains de vapeur par encaissement, plus de soixante pièces propres à administrer la douche générale ou locale, des bains avec douche moyenne, et des bains simples avec douche locale mobile. La pression des douches de *Soufre*, autrefois de 2 mètres, peut s'élever aujourd'hui jusqu'à 6^{m},80; celle d'*Alun* et d'eau froide, à 20 mètres.

Présentement, trente-deux *doucheurs* et *doucheuses*, trente *porteurs*, un *chef de service*, six *huissiers*, chargés de veiller à ce que chaque malade passe à son

(1) « Ce bain (écrivait le docteur Cabias, en 1688) se nomme le *Bain du prince*, tant à cause des délices qu'anciennement les sérénissimes princes de Savoye y prenoient qu'à cause de sa beauté et bonne température : on l'appelle maintenant le *Bain royal*, depuis que les rois de France s'y sont baignez. Et ç'a été le Grand Henry, de glorieuse mémoire, lequel étant venu en Savoye, visita ce lieu, et ayant veu les bains, les uns après les autres, il descendit de cheval vers le grand bain, auquel avec plusieurs princes de sa cour il se baigna et lava l'espace d'une heure avec autant de plaisir et de contentement comme s'il eust joui du plus grand plaisir du monde. Ce qu'il témoigna, disant que tous les bains et étuves des baigneurs de Paris et de France et même de l'Europe ne valoyent rien au regard de ceux-ci. »

tour, deux *sécheurs* et autant de *sécheuses,* deux *postillons* pour transmettre les ordres, concourent au service intérieur.

Les employés sont rétribués par des remises proportionnelles au produit des eaux, dont un 5 pour 100 est affecté à la caisse des retraites.

On peut juger de la prospérité toujours croissante de l'établissement thermal (1) par le tableau suivant :

En 1851,	les recettes	de l'établissement	ont été de.. fr.	45 900
1852	—	—	—	55 889
1853	—	—	—	55 366
1854	—	—	—	55 869
1855	—	—	—	62 360
1856	—	—	—	77 574
1857	—	—	—	90 991
1858	—	—	—	95 150
1859	—	—	—	96 270
1860	—	—	—	99 302

Quant à la direction médicale sous laquelle les bains d'Aix ont atteint la haute réputation qui les distingue, elle appartint en 1787 au docteur Joseph Despine, médecin du roi Victor-Amé III; en 1830, à son fils, le docteur baron Charles-Humbert-Antoine, et en 1849 à son petit-fils, le docteur baron Constant Despine, actuellement médecin inspecteur honoraire de l'établissement thermal, établissement auquel il

(1) L'établissement se trouve décrit très en détail dans mon *Manuel de l'étranger aux eaux*. Je ne puis que renvoyer à cet ouvrage pour tout ce qui touche à son histoire et à celle de nos eaux minérales.

a pu, comme inspecteur des eaux pendant plusieurs années, apporter de nombreux perfectionnements, ayant visité dans ce but les principaux bains d'Europe. L'étranger regrette de ne plus trouver dans l'édifice thermal le musée qu'il y avait créé il y a vingt ans, et qu'on n'y a pas conservé, faute d'un local convenable. Ce musée, sur lequel nous donnerons plus loin quelques détails, renfermait, outre plusieurs appareils utiles à la guérison, un intéressant portefeuille de cas pathologiques rares et plus de soixante pièces en cire représentant au naturel les maladies remarquables guéries par l'usage des eaux. Cet Album pathologique ainsi que plusieurs pièces importantes de ce musée continuent à être visibles à Aix, au domicile de M. *Despine* (1), qui n'a pas voulu en priver MM. les baigneurs.

Tous les médecins domiciliés à Aix ont le droit de diriger les traitements dans l'établissement thermal, et peuvent être indifféremment consultés par les malades.

Pharmaciens.

MM. Bocquin (pharmacie impériale), place Centrale et rue des Bains.
Pichon, rue des Bains.
Thévenon, rue de Genève.

(1) M. *Despine* reçoit chaque jour les malades à son domicile, place Centrale, de midi à trois heures. Il est visible à l'établissement thermal, chaque matin, de sept à neuf heures.

Des maladies qui sont améliorées par le traitement thermal.

1° Les rhumatismes goutteux, fibreux et musculaires, la sciatique, la goutte chronique, et en général toutes les maladies liées au principe rhumatismal.

2° Les maladies de la peau, les affections scrofuleuses, les tumeurs blanches, les hydarthroses.

3° Les ulcères chroniques, fistules, fausses ankyloses, rétractions tendineuses, caries et autres maladies chroniques des os, les suites de luxations et de fractures.

4° Les affections mercurielles et syphilitiques anciennes.

5° Les engorgements résultant d'une insuffisance des menstrues, les granulations, érosions et ulcères simples du col de l'utérus.

6° Les névralgies, l'hystérie et certaines gastralgies.

7° Les affections de la moelle épinière, les paralysies, spécialement celles qui sont la suite de rhumatisme ou de fièvre typhoïde.

8° Les affections dites laiteuses, la chlorose, l'aménorrhée, et en général toutes les maladies dérivant de faiblesse ou d'un vice dans l'innervation.

9° Les catarrhes bronchiques, intestinal et utérin, l'asthme humide, les affections vésicales dues à un état d'atonie.

10° Enfin les maladies dues à une suppression ou à une répercussion, certaines surdités, l'ophthalmie chronique, l'amaurose rhumatismale, les fièvres intermittentes rebelles, les cas où la constitution lymphatique des sujets les prédispose à la phthisie et aux engorgements abdominaux.

Des maladies qui sont aggravées par le traitement thermal.

Toutes les affections aiguës, celles existant chez les personnes à complexion cachectique, épuisées par de très longues souffrances ou par des pertes ; celles qui ont une tendance au *carus* et autres affections soporeuses; celles accompagnées d'hémoptysie, de congestion cérébrale, d'anévrysme; enfin la phthisie tuberculeuse et la plupart des dégénérescences squirrheuses ou cancéreuses; en un mot, dans tous les cas extrêmes où la vitalité a subi de très profondes atteintes.

Formalités requises pour prendre les eaux.

1° Toute personne voulant faire usage des douches et bains devra inscrire son nom et son domicile au bureau de l'administration. Il lui sera délivré une carte avec numéro d'ordre, qui devra être conservée et représentée à toute réquisition des employés de l'Établissement.

2° Les baigneurs présenteront ou feront présenter au Directeur leur carte et les billets constatant qu'ils ont payé au distributeur le prix des douches et bains ordonnés par le médecin. Ils auront droit de choisir sur le registre d'inscription l'heure qu'ils préfèrent pour prendre les douches et bains, entre celles restant disponibles.

3° Ces inscriptions seront reçues de dix heures du matin à midi et de deux heures à cinq heures du soir.

4° La durée de la douche ne pourra excéder vingt minutes. Les malades voulant faire usage des eaux un temps plus long devront payer deux billets. Ils ne pourront d'ailleurs être admis avant neuf heures.

5° L'heure est réglée sur l'horloge de l'Établissement. Les huissiers feront évacuer les cabinets et feront l'appel des baigneurs d'après l'ordre de l'inscription dont un double reste affiché dans chaque division.

6° Le malade devra arriver cinq minutes avant l'heure qui lui est attribuée. S'il ne répond pas à l'appel, l'huissier attendra cinq minutes et introduira la personne inscrite sous le numéro suivant. Le malade n'ayant pas répondu à l'appel perdra son tour d'inscription et devra attendre un cabinet vacant ou la fin du service.

7° Le service des douches est divisé en deux séries. La première commence à quatre heures du matin et finit à dix heures; la deuxième commence à deux heures et finit à cinq heures du soir.

8° Le service des bains et piscines commence à quatre heures du matin et finit à onze heures; il recommence à une heure après midi, jusqu'à une heure avant la clôture de l'Établissement.

Tarif de l'établissement thermal.

DIVISION DES PRINCES.

Hommes.	fr.	c.	*Femmes.*	fr.	c.
Douches :			Douches :		
avec doucheurs.....	2	»	avec doucheuses....	2	»
avec port simple ...	2	50	avec port simple....	2	50
avec port double....	3	»	avec port double....	3	»

DIVISION ALBERTINE.

Hommes.			*Femmes.*		
Douches :			Douches :		
avec doucheurs.....	1	50	avec doucheuses....	1	50
avec port simple....	2	»	avec port simple....	2	»
avec port double....	2	25	avec port double....	2	25

DIVISION DU CENTRE.

Hommes.			*Femmes.*		
Douches :			Douches :		
avec doucheurs....	1	50	avec doucheuses....	1	50
avec port simple....	2	»	avec port simple....	2	»
avec port double....	2	25	avec port double....	2	25

DIVISION D'ENFER.

Hommes.			*Femmes.*		
Douches :			Douches :		
avec doucheurs.....	1	50	avec doucheuses....	1	50
avec port simple....	2	»	avec port simple....	2	»
avec port double....	2	25	avec port double....	2	25

DOUCHES LOCALES.

Hommes.	fr.	c.	*Femmes.*	fr.	c.
Douche locale simple..	»	75	Douche locale simple..	»	75
avec un seul port...	1	25	avec un seul port...	1	25
avec port double....	1	75	avec port double...	1	75
ascendante simple...	»	50	ascendante simple..	»	50

VAPEUR BERTHOLLET (vieux).

(Au petit établissement.)

Hommes.	fr.	c.	*Femmes.*	fr.	c.
Vapeur avec sécheur...	1	25	Vapeur avec sécheuse..	1	25
avec port simple...	1	75	avec port simple....	1	75
avec port double....	2	25	avec port double....	2	25

VAPEUR BERTHOLLET (nouveau.)

(Au grand établissement.)

Hommes	fr.	c.	*Femmes.*	fr.	c.
Vapeur par encaissement :			Vapeur par encaissement :		
sans port.........	1	50	sans port.........	1	50
avec port simple....	2	»	avec port simple....	2	»
avec port double....	2	50	avec port double....	2	50
Douche locale sans port.	1	25	Douche locale sans port.	1	25
avec port simple....	1	50	avec port simple....	1	50
avec port double....	2	25	avec port double....	2	25

SALLES D'INHALATION.

Hommes.	fr.	c.	*Femmes.*	fr.	c.
Chaque séance sans port.	1	»	Chaque séance sans port.	1	»

BAINS TEMPÉRÉS ET PISCINES.

Hommes.	fr.	c.	Femmes.	fr.	c.
Bains sans port......	1	25	Bains sans port.......	1	25
avec port simple....	1	75	avec port simple....	1	75
avec port double....	2	»	avec port double....	2	»

Les appareils pour douche locale dans le bain se payent en outre 50 centimes.

SERVICE D'EXEMPTION.

Hommes.			Femmes.		
Douches locales......	»	45	Douches locales......	»	45
gén^les de toute espèce	»	85	gén^les de toute espèce	»	85
Bains et piscines.....	»	75	Bains et piscines....	»	75

Dans les piscines, une leçon de natation se paye 50 centimes en sus du prix du bain.

L'administration ne reprend point les billets non utilisés.

L'exemption des droits de l'établissement, sauf la rétribution due aux gens de service, est accordée aux *médecins étrangers*, aux habitants d'Aix, aux religieux, aux soldats et sous-officiers de Sa Majesté, aux préposés, aux gardes-forêts, aux cantonniers, aux ouvriers des mines du gouvernement et aux domestiques ou autres personnes dont l'état de gêne est dûment constaté. Sont dispensés de tout droit les indigents étrangers justifiant de leur pauvreté par des certificats délivrés et légalisés par les autorités de leur pays, ainsi que les indigents nationaux présentant une attestation du maire de leur commune, visée par le percepteur des contributions.

Service de l'hôpital.

Cet hospice, fondé en 1813 par Sa Majesté la reine Hortense, augmenté par M. W. Haldiman, s'est enrichi des dons du roi Charles-Félix, du marquis Costa de Beauregard, et de Sa Majesté l'empereur Napoléon III.

Pour y être admis, il faut, outre le certificat d'indigence, consigner entre les mains du caissier la somme de 35 francs. Le prix des places payantes est de 1 fr. 50 c. par jour.

Toute demande d'admission doit être adressée à *M. le directeur de l'hôpital, à Aix.*

Emploi médical des eaux.

BOISSON. — Il existe en ville des fontaines publiques d'eau thermale ; mais c'est ordinairement dans l'établissement qu'on va boire les eaux. — Quant à la source ferrugineuse, à l'eau alcaline de *Saint-Simon*, celles de *Marlioz*, se trouvant placées à vingt minutes environ de la ville, elles deviennent le but d'une excursion à la fois agréable et salutaire. — L'eau de *Soufre* de l'établissement et celles de *Marlioz* sont surtout employées dans les dartres rebelles, les affections lymphatiques, les irritations légères de la gorge ou du poumon ; l'eau d'*Alun* l'est dans les vomissements nerveux et certaines dyspepsies ; l'eau *ferrugineuse*, pour combattre les gastrites chroniques, les pâles couleurs, l'anémie, la leucorrhée, le catarrhe vésical, et en lotions dans les ophthalmies. Quant à l'eau de *Challes*, dont l'action est si variée et si puissante, on peut dire avec certitude qu'ajoutée aux bains d'Aix et recevant des eaux d'Aix la thermalité qui lui manque, elle acquiert ici une activité qu'elle ne possède pas à sa source même.

Bains. — Les eaux d'alun et de soufre, pures ou mélangées, servent à composer les bains qu'on prend, pour plus de commodité, à domicile. Le médecin prescrit aussi, quand le cas l'exige, les bains de l'établissement, l'abondance des sources permettant d'y renouveler sans cesse l'eau, en conservant sa température uniforme.

Douches. — La chaleur, la disposition des sources

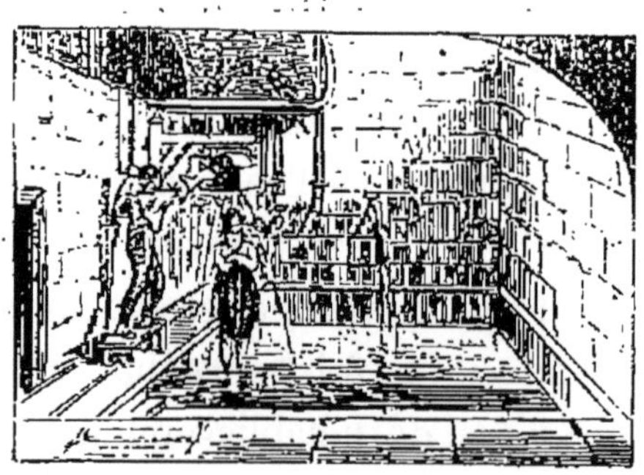

Douche écossaise.

et leur élévation naturelle ont permis de donner aux douches d'Aix une perfection qu'on ne trouve pas ailleurs. — Il y a des douches mitigées pour les personnes délicates; des douches de toute espèce, générales ou locales, pour le menton, le nez, les yeux, les oreilles, etc.; enfin, des douches écossaises, alternativement chaudes et froides, si utiles pour combattre les affections nerveuses, la faiblesse générale, le rhumatisme et la paralysie.

Salles d'aspiration. — Utiles dans les laryngites et bronchites chroniques, l'aphonie, les bronchorrhées, l'asthme humide et certaines névroses pulmonaires.

L'eau de Challes, pulvérisée convenablement, pure ou mêlée à l'eau thermale, est employée dans les salles d'inhalation d'Aix, dans certains cas d'ozène et d'affections chroniques des muqueuses.

Vapeur. — Plusieurs pièces voûtées servent à con-

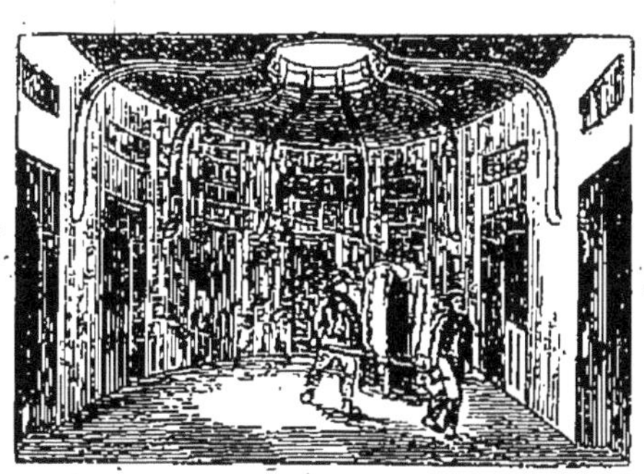

Vaporarium.

centrer les vapeurs d'eau minérale. Pendant que

dure le bain de vapeur, le malade a les pieds plongés dans l'eau chaude ou reçoit la douche sur les extrémités inférieures, afin de prévenir toute congestion cérébrale. — Outre l'activité qu'ils impriment aux organes, ces bains communiquent au teint plus de finesse et de fraîcheur, et à la peau plus de souplesse.

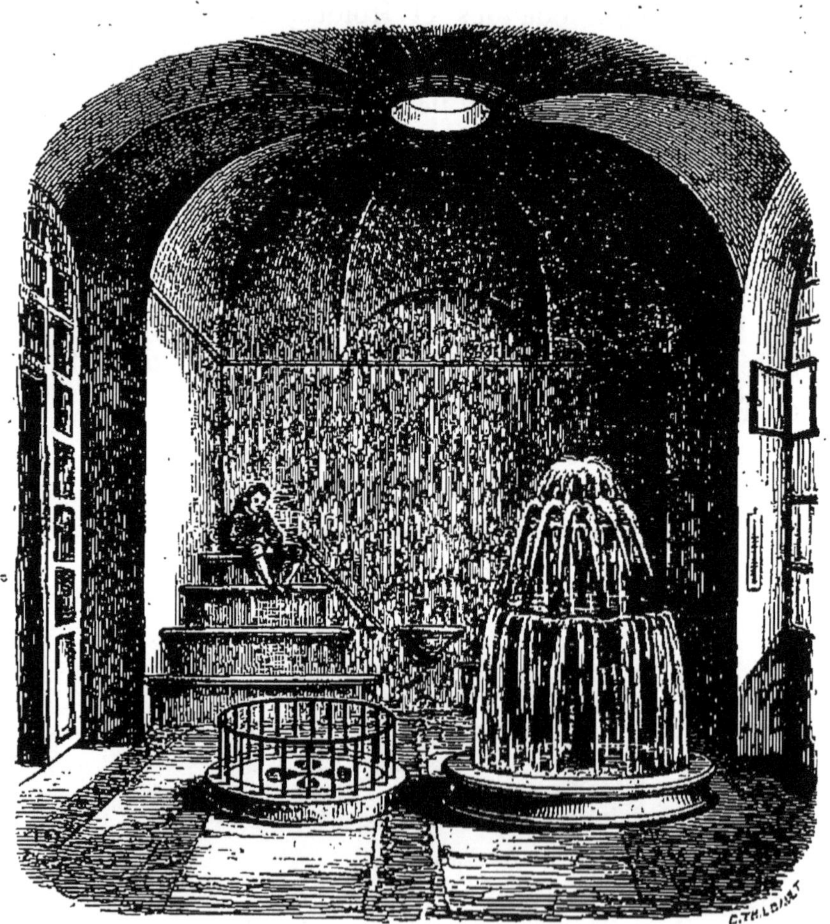

Salle d'inhalation de l'établissement thermal.

De la sudation. — Soit après le bain de vapeur, soit après la douche, le malade est enveloppé dans un drap de toile, ou mieux dans un peignoir de flanelle (1), puis *emmaillotté* dans une couverture de laine et transporté jusque dans son lit, qu'on a eu soin de chauffer. La sudation se prolonge environ une heure, pendant laquelle le sécheur (2) essuie le visage, administre la boisson prescrite, jusqu'au moment où il ôte le *maillot* et vous change de linge.

BAINS DE NATATION. — Ainsi que l'ont signalé de célèbres orthopédistes, l'exercice de la natation dans

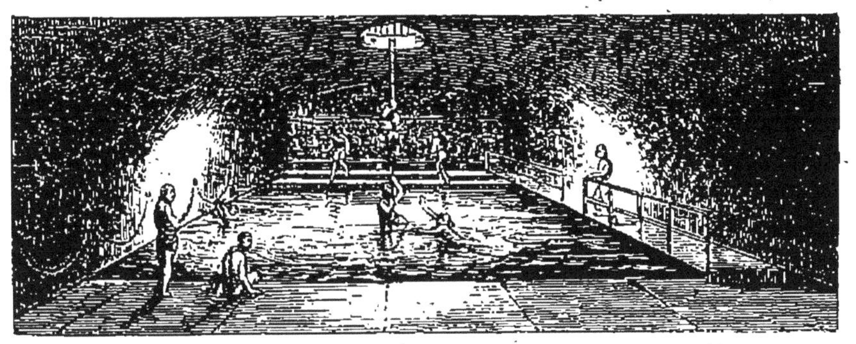

un milieu tonique tel que l'eau thermal d'Aix est un des meilleurs remèdes à opposer à la faiblesse du

(1) Le drap seul et les serviettes nécessaires pour cette opération sont fournis gratuitement par les logeurs.

(2) Les sécheurs et sécheuses sont des personnes de confiance attachées à chaque hôtel, pension, maison à louer, spécialement chargées d'accompagner les malades aux bains et des soins domestiques qui les concernent dans l'usage des eaux. Leur rétribution ne saurait être moindre de 60 centimes par jour.

système osseux. Ce moyen, parfaitement approprié aux jeunes personnes, sert à les fortifier, à leur donner plus d'aisance, de souplesse, et à prévenir ou à corriger les imperfections de la taille. Il produit souvent des guérisons remarquables chez les scrofuleux, les rachitiques, et chez ceux qui sont affaiblis par des excès ou une trop rapide croissance.

Boues minérales. — Ces boues, qui sont aujourd'hui moins usitées, faute d'un agencement convenable pour les recueillir, se composent en grande partie de glairine ou matière azotée des eaux. Je les ai employées plus d'une fois avec grand avantage, soit sur des malades de l'hôpital d'Aix, soit dans la pratique civile, pour combattre des ulcères gangréneux, les rétractions suite de brûlure, et quelques maladies circonscrites de la peau et des articulations.

Des sources minérales environnantes.

Ainsi qu'on l'a vu plus haut, indépendamment des eaux thermales d'Aix, plusieurs autres sources minérales des environs forment un accessoire utile au traitement, et produisent des résultats qu'on aurait peine à obtenir d'une autre combinaison. Ce sont celles de :

Marlioz, — à vingt minutes de la ville, minéralisées par le sulfure sodique, l'iode, le brome et le gaz sulfhydrique libre, marquant de 24 à 30 degrés au sulfhydromètre, placées au milieu de charmants bosquets, très fréquentées, et spécialement utiles dans les affections de la peau et des voies respiratoires. Les salles d'inhalation gazeuse froide, inaugurées en 1861, sont pourvues d'appareils pour la *pulvérisation* de l'eau, qui est ainsi aspirée sans efforts et sans décomposition de ses principes minéralisateurs. (Service d'*omnibus* plusieurs fois par jour.)

SAINT-SIMON, — à trente minutes, formant deux sources distinctes : l'une ferrugineuse crénatée (l'ancienne source du docteur A. Despine), très utile dans la leucorrhée, les pâles couleurs (anémie), la faiblesse constitutionnelle, les restes de gastrite; l'autre, alcaline magnésienne, appelée source *Raphy*, du nom de son propriétaire, employée avantageusement dans les névroses de l'estomac, la goutte, les affections vésicales, etc.

CHALLES, — près de Chambéry. Ce sont les plus riches connues pour la sulfuration et l'ioduration. Elles renferment 559 milligrammes de sulfure hydraté de sodium et 0,01 d'iodure de potassium par 1000 grammes d'eau. — D'après M. Calloud, 6 litres d'eau de Challes dans un bain des eaux d'Aix le rendent plus soufré que la plus sulfureuse des eaux des Pyrénées.

COISE. — Cette source est la plus alcaline de la Savoie. Comme élément caractéristique, elle contient du bicarbonate *ammonique*, et en outre du gaz proto-

ANALYSE DES SOURCES D'EAUX MINÉRALES USITÉES A AIX EN SAVOIE.

SUBSTANCES contenues DANS 1000 GRAMMES D'EAU.	DE SOUFRE sulfureuse. J. Bonjean, 1838.	D'ALUN saline. J. Bonjean, 1838.	DE SAINT-SIMON ferrugineuse St.-Martin, 1853.	DE SAINT-SIMON saline. De Krammer, 1853.	DE MARLIOZ sulfureuse alcaline. J. Bonjean, 1850.	DE CHALLES sulfureuse alcaline, iod. et brom. O. Henry, 1842.	COISE alcaline, iodurée et bromurée. P. Morin, 1851.
Hydrogène protocarboné.	»	»	»	»	»	»	0,0171
Azote.	0,03204	0,08010	traces.	»	9,77 centi-	traces	0,0262
Acide carbonique libre. .	0,02578	0,01334	0,00338	»	4,64 mètres	»	0,0095
— sulfhydrique libre. .	0,04140	»	»	»	6,70 cubes.	»	—
Oxygène.	»	0,01840	»	»	»	»	0,0063
Acide silicique	0,00500	0,00430	»	0,008856	0,006	»	—
Silicate de soude	»	»	»	»	»	0,0410	—
— d'alumine et de chaux.	»	»	0,00592	»	»		0,0162
Phosphate d'alumine. . .			»	»		0,8050	—
— de chaux.	0,00249	0,00260	»	»	»		traces
Fluorure de calcium. . .			0,00169	»		»	—
Sulfure de sodium. . . .	»	»	»	»	0,067	0,2950	—
— de fer et de manganèse	»	»	»	»	»	0,6015	—
Carbonate de chaux . . .	0,14850	0,18100	»	0,235217	0,186	0,0430	0,0115
— de magnésie. . . .	0,02587	0,01980	»	0,016162	0,012	0,0300	0,0191
— de soude.	»	»	»	»	0,099	0,1377	0,0814
Bicarbonate de potasse. .	»	»	»	»	»	»	0,0045
— de fer.	0,0086	0,00936	0,00127	traces	0,013	»	—
— de manganèse . . .	»	»	»	»	0,001	»	—
— d'ammoniaque . . .	»	»	»	»	»	»	0,0151
— de strontiane. . . .	traces	traces.	»	»	»	0,0100	—
Sulfate de soude.	0,09602	0,04240	»	»	0,028	0,0730	—
— de chaux.	0,01600	0,01500	0,00127	»	0,002	»	—
— de magnésie	0,03527	0,03100	»	0,011241	0,018	»	0,0033
— d'alumine	0,05480	0,06200	»	»	»	»	—
— de fer	traces	traces.	»	»	0,007	»	—
Chlorure de sodium . . .	0,00792	0,01400	»	»	0,018	0,0814	0,0041
— de magnésium . . .	0,01721	0,02200	»	0,000298	0,014	1,0100	0,0034
Iodure alcalin.	traces	»	traces.	»	(potassique) quant. indét.	1,0099 (potassique)	—
— de magnésium . . .	»	»	»	»	»	»	0,0077
Bromure de potassium. .	»	»	traces.	»	quant. indét.	»	—
— de sodium	»	»	»	»	»	0,0100	—
— de magnésium . . .	»	»	»	»	»	»	0,0015
Glairine.	quantité indéterminée	quantité indétermin.	»	0,020626	quantité indéterminée	0,0221	0,0122
Crénate d'oxyde de fer. .	»	»	0,01353	»	»	traces	0,0020
Oxyde aluminique	»	»	»	0,001722	»	»	—
— magnésique	»	»	»	0,014795	»	»	»
Sulfate potassique	»	»	»	0,008893	»	»	»
Perte.	0,01200	0,00724	»	0,002626	0,017	0,0325	»
Parties solides sur 1000 gr.	0,43000	0,41070	0,01353	9,323750	0,429	0,855	0,9733
Température centigrade. .	45°,0	46°,5	12°,0	20°	14°,0	12°,0	12°,5

carburé d'hydrogène, de la glairine, et de l'iodure de potassium à la dose de 5 centigrammes par litre, qui lui communique à la longue l'odeur safranée de l'iode. Cette eau, d'après l'expérience de notre regretté et savant confrère M. le docteur Rilliet (de Genève), et ce que nous avons constaté nous-même, jouit de propriétés fondantes énergiques. On l'emploie avec succès pour combattre l'induration du foie, le goître et les engorgements parenchymateux.

En jetant un coup d'œil sur le tableau ci-joint des analyses chimiques de sources aussi variées que celles qui précèdent, on concevra quelle peut être leur puissance thérapeutique, si elles sont habilement combinées par un médecin expérimenté. Aussi ce dernier obtient-il, par la seule action des moyens que la nature met ici à sa disposition, les trois sortes de médications : *excitante*, *déprimante* et *perturbatrice*. Telle est la raison du cadre, proportionnellement plus étendu qu'ailleurs, des maladies que nos eaux embrassent dans leur sphère d'activité.

De la saison des eaux.

Bien qu'on puisse, à la rigueur, prendre les eaux en toute saison, l'expérience m'a appris que les malades rhumatisants doivent préférer la saison printanière, les goutteux l'été, les paralytiques le printemps et l'automne. J'ai vu aussi des individus atteints de scrofules, de carie osseuse, de tophus articulaires, prolonger avec un avantage marqué leur cure thermale pendant tout l'hiver. Les sujets à poitrine délicate dont l'état s'aggrave par un air sec et froid se trouvent bien de passer l'hiver à Aix.

Durée du traitement.

La durée du traitement est généralement de vingt-cinq à trente jours pour une saison. Lorsque le mal a quelque intensité ou qu'il dure depuis longtemps, il est souvent préférable d'administrer les eaux d'une manière plus douce, mais d'en prolonger l'usage, en faisant, après quelques jours de repos, une deuxième et même une troisième cure.

Précautions avant la cure.

Toutes les fois qu'il existe des symptômes d'embarras gastrique, il faut, avant de prendre les eaux, les faire disparaître par quelque laxatif : l'huile de ricin, la limonade de Rogé, etc. S'il y a prédisposition aux congestions sanguines, surtout du côté du cerveau, dans les cas d'évacuation sanguine supprimée et d'une habitude dès longtemps contractée de ce moyen, la saignée devient nécessaire.

Les personnes atteintes de rhumatisme, syphilis, maladies cutanées chroniques, se prépareront au traitement thermal par les boissons sudorifiques ; les malades nerveux, à fibre sèche et irritable, par des bains d'eau douce amidonnée. Ces moyens préparatoires, non indispensables mais toujours utiles, seront employés pendant un temps plus ou moins long, d'après la connaissance qu'a le médecin ordinaire de la constitution du malade.

Précautions pendant la cure.

1° L'action des eaux étant énergique, les malades doivent se conformer très strictement aux prescriptions qu'un médecin prudent leur laisse ordinairement *par écrit*, afin d'éviter toute cause d'erreur qui leur serait préjudiciable.

2° Pendant que le malade est soumis à l'action des eaux, on dirait que l'économie tout entière a besoin de plus de repos et d'un peu de *recueillement*, ce qui lui fait un devoir d'éviter toute impression morale ou physique trop vive.

3° Se défier du surcroît d'appétit que donne l'air nouveau et très oxygéné de nos montagnes.

4° Donner la préférence aux aliments de facile digestion. Ne se baigner que trois ou quatre heures après avoir mangé, et mieux étant à jeun.

5° Éviter la fraîcheur du soir, surtout en stationnant dans les cours ou les rues, et rarement se promener dans la plaine après le coucher du soleil.

6° Adopter des vêtements chauds et légers, et de préférence ceux de laine.

7° Ne pas rechercher de trop fortes transpirations, car, suivant la juste observation du docteur Herpin (de Metz), bien que les eaux d'Aix débilitent relativement moins que d'autres eaux, la sueur ne devient utile qu'autant qu'elle est mise par le médecin en rapport avec les forces individuelles. Du reste, le malade fera mieux de compter pour sa guérison sur la modification constitutionnelle lente et progressive qui survient constamment à la suite d'un traitement thermal sagement dirigé. En ceci, comme en toute autre chose, il faut se garder des donneurs d'avis, qui, sans être médecins, et sans avoir égard à l'âge, au tempérament et aux complications morbides, prolongent la maladie par des conseils intempestifs.

8° Après la douche, le séjour au *maillot* ne dépassera pas une demi-heure, pour peu que le malade ait à ménager ses forces.

9° Les dames interrompront la cure thermale à certaine époque.

10° User de tout modérément, mais éviter spécialement l'excès des choses dont l'action est diamétralement opposée à celle des eaux, qui est de pousser du centre à la périphérie : tel est l'usage immodéré des boissons glacées, des sorbets, des acides, des viandes salées, qui, par leur action stimulante sur le tube digestif, tendent à diminuer ou à suspendre la transpiration habituelle.

11° L'éruption cutanée connue sous le nom de

poussée des eaux ne nécessite d'interruption que lorsqu'elle s'accompagne de symptômes fébriles.

12° Les personnes délicates et souffreteuses feront toujours bien de ne pas se mouiller les cheveux dans le bain : elles éviteront des rhumes, des fluxions aux oreilles et des maux de dents.

13° On évitera de se laisser aller au sommeil tant qu'on sera dans le bain ; mais si plus tard on s'y sent porté, on doit le considérer comme un symptôme du calme produit sur le système nerveux et un signe du retour de l'harmonie dans les fonctions animales, base de toute action restauratrice.

14° Bien qu'il soit quelquefois utile de recourir à des médicaments, nous ne les conseillons que lorsqu'il y a urgence, par la considération qu'à Aix les eaux, le changement de vie et de climat, suffisent pour agir d'une manière curative. Ceci a lieu surtout lorsque le malade y arrive avec des organes digestifs déjà fatigués et très impressionnables.

Précautions après la cure.

1° Le traitement une fois terminé, le baigneur se rappellera que les pores restent plus ouverts, l'exhalation de la peau plus active. Ceci doit l'engager à rentrer paisiblement dans son pays et à éviter toutes les causes de refroidissement. — De là découle aussi la nécessité, lorsqu'on a des excursions à faire dans les montagnes, de les faire avant de commencer la cure ou de choisir l'intervalle entre deux saisons thermales.

2° J'insisterai auprès du malade pour que, de retour chez lui, il mette un repos de huit à dix jours avant de reprendre ses occupations habituelles, surtout si elles exigent une certaine tension d'esprit ou des fatigues énervantes.

3° Il favorisera la transpiration, pendant quelques jours encore, par des boissons sudorifiques, suivant en ceci, toutefois, les recommandations de son médecin, ou en prolongeant son séjour au lit à l'heure où il revenait de la douche. L'observation nous a appris que ces sueurs critiques, si elles sont modérées, peuvent avoir une influence heureuse sur la guérison.

Du mode d'action des eaux et de leur effet consécutif.

Les eaux ont pour effet d'agir primitivement sur la diathèse ou vice général entachant l'économie. Elles exercent :

1° Une action spécifique, par l'absorption des principes chimiques minéralisateurs.

2° Une action dépurative générale, en augmentant l'action des vaisseaux absorbants et le jeu de toutes les sécrétions.

3° Une action locale sur la peau ainsi que les tissus sous-jacents, et spécialement une action révulsive, au moyen des douches localisées sur les parties éloignées du mal. — (Nulle part plus qu'à Aix on ne donne d'attention aux frictions, au massage, ainsi qu'à l'acte dérivatif.)

Tel est le secret de l'influence des eaux dans le plus grand nombre des maladies. Cet effet est d'autant plus sûr qu'il s'est produit d'une manière graduelle, comme toutes les améliorations lentes, mais durables.

Je terminerai par une remarque importante, savoir, que souvent, pendant le traitement thermal, les souffrances sont augmentées. — Mais que les malades, loin de se décourager, se rassurent ; qu'ils continuent leur cure aussi longtemps que les docteurs de la localité le leur conseillent : dans la majorité des cas, ils seront amplement récompensés de leur persévérance, car, si les eaux semblent d'abord avoir exaspéré quelques symptômes, c'est afin d'arriver plus sûrement à en débarrasser l'organisme.

Nombre proportionnel des maladies observées à Aix.

I.	Rhumatisme et goutte . . .	390
II.	Maladies de la peau	169
III.	Affections lymphatiques . .	107
IV.	Maladies des os.	92
V.	Syphilis.	79
VI.	Paralysies	56
VII.	Affections nerveuses	73
VIII.	Maladies anomales.	34
	TOTAL . .	1000

PARTIE TOPOGRAPHIQUE.

Nourriture et logement.

L'étranger trouve à Aix toute espèce de facilités, plus de cent hôtels ou maisons garnies, des tables d'hôte et des pensions à tout prix. — La nourriture et le logement coûtent, prix moyen, 6 à 12 francs par jour; on en trouve aussi à 4 ou 5 francs dans les hôtels et maisons tenant pension. Un appartement de cinq ou six pièces, avec salon, cuisine, écurie, remise, coûte de 15 à 30 francs par jour. On nourrit également à domicile. On peut encore tenir son ménage, en amenant ses domestiques ou en se procurant une cuisinière du pays.

Hôtels.

Venat (jardin).

Guilland, 1er et 2e hôtels (jardins).

Hôtel Impérial et hôtel du Globe, *rue du Casino.*

Hôtel des Ambassadeurs, *rue du Casino.*

Hôtel des Princes, *rue de Chambéry.*

Dardel, *rue de Genève.*

Hôtel de l'Univers, *rue du Casino.*

Hôtel de l'Europe, *rue Berthollet* (près des Bains).

Hôtel d'Italie, *rue des Écoles.*

Hôtel Jeandet, *rue du Casino* et *rue de Chambéry.*

Hôtel de Lyon, *rue du Casino.*

Prunier, *rue de Chambéry* et *place Centrale.*

Gaillard, Durand, *rue de Genève.*

Ver (hôtel de France), *rue des Bains.*

Curtelin, aubergiste, *place Centrale.*

Pensions.

Pension de l'Arc romain, *place Campanus.*

Chabert, Dussuel, *place des Bains romains.*

Perret, Julie, *place Centrale.*

Bossu, Joseph Bocquin, Maniglier, Folliet, Triquet, Garin, *rue des Écoles.*

Ailloux, Lacroix, Excoffier, *rue des Bains.*

Cochet, Gucher, Thomas, Effrançay, *rue Berthollet.*

Bocquin (Michel), Vincent, Simonet, Perroud, *rue de Chambéry.*

Garin, Secret, Massonat, *rue de Genève.*

Restaurants à la carte.

Pour les déjeuners, café du Casino, café Dardel (*place Centrale*) et café du Château.

Pour tous les repas, Camille Ver, *rue des Bains;* Mathiez, *rue de Genève;* Dorlu, *maison Bona*, *rue de Chambéry.*

Logements garnis classés par quartiers, en commençant par le haut de la ville, soit dans le voisinage des Thermes.

Degallion fils, Rouphe de Varicour (jardins), Burdet, Padey, Exertier, *rue de Mouxy.*

Gorjux, Pouchoix, *rue de Pugny.*

Yvroux (Thomas et Thérèse), *place des Bains romains.*

Degallion père (jardin), Rebaudet, Ver, Rivollier, Monnet, Vignet, Dardel, Bocquin, Vidal, *rue des Bains.*

Duvernay, Mermoz, *rue du Bain d'Henri Quatre* (jardins).

Lacroix, *rue Berthollet.*

Molingal, Garin, Davat, Bovagnet, Vidal, Grosbert, Jarrier, Gayme, *rue des Écoles.*

Dronchat, Delabaye, Domenget (Ernest), *rue du Dauphin.*

Duvernay frères, Domenget (veuve), Domenget (Claudius), Forestier, Duvernay, Gaillard, Simon, Bolliet, Vidal, Rivollier, Dardel, *place Centrale.*

Monard, Berthier, Bouton, *rue de l'Église.*

Verchère, *rue du Temple-de-Diane.*

Renaud, Lacroix, Bocquin, Chiron, Perret, Carraz, Veuilland, Cochet, Rose Marjollet, Bojey, Gay, Tournier, Damesin, Bona, Berthier (jardins).

Cochet-Bertin, Vial, Girod, Laurin, Villemet, Chambon, *rue de Chambéry.*

Ginet, Perret (Jeannette), Grangerat, Bocquin, Sonaz, Mottet, Bogey, *rue du Casino.*

Guichard, Bonnet, Lacroix, Duvernay, Gaillard, Garin, Cochet, Mathiez (Victor), Mathiez (Joseph), Viollet, Bimet, Garin (Pierre), Simon, Blanc, Massonat, Pilloux, Renaud, *rue de Genève.*

Maisons de campagne à louer près d'Aix.

A *Saint-Innocent*, à *Marlioz*, à *Tresserve* et aux *Viviers.*

La plupart de ces campagnes, situées à quelques minutes de la ville, offrent aux baigneurs du confortable, un air pur et la facilité de pouvoir suivre à Aix un traitement thermal.

Police.

Bureau de police et des passe-ports, à l'hôtel de ville (place Centrale).

Services religieux.

Outre les divers services religieux de l'église catholique paroissiale, un service protestant a lieu chaque dimanche (chemin des Soupirs).

CASINO.

On trouve dans ce bel établissement des salles de

danse, de concerts et de jeux, un cabinet de lecture,

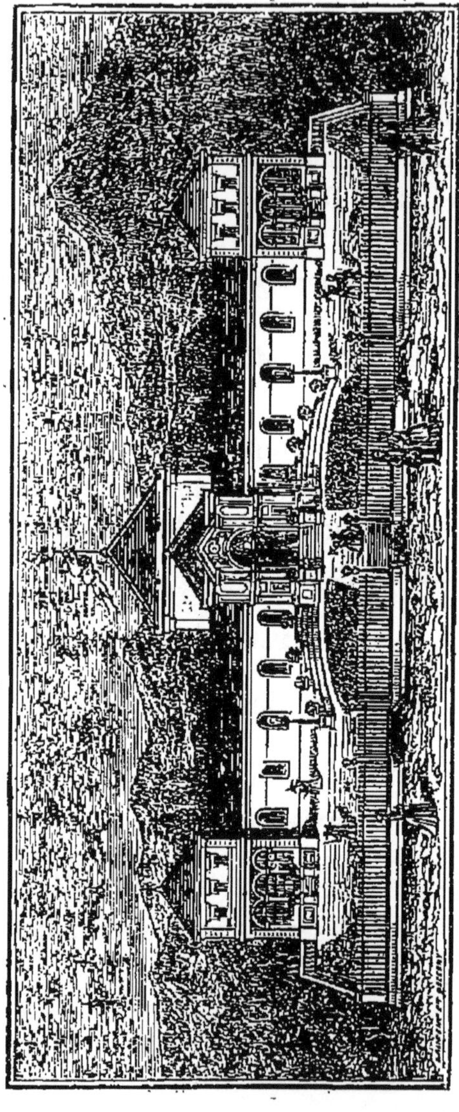

Façade du Casino.

un café, un restaurant, des jardins, des galeries

couvertes utiles aux malades qui désirent se promener sans sortir de la ville. Grands bals le jeudi et le dimanche. Musique chaque soir.

Le casino d'Aix appartient à une société anonyme composée d'actionnaires indigènes et étrangers. Il est administré par un comité composé de sept membres, présidé par l'un d'eux.

Règlement et tarif.

ART. 1er. — L'ouverture du cercle ou casino aura lieu le 15 mai de chaque année; il ne sera jamais fermé avant le 1er octobre.

ART. 2. — Les actionnaires et abonnés seuls sont admis dans les salons et autres dépendances de l'établissement. L'abonnement se fait sur la présentation d'un actionnaire ou de deux anciens abonnés; il n'y a d'exception qu'en faveur des personnes invitées, qui devront, en entrant, présenter leur lettre d'invitation. MM. les médecins étrangers sont admis sans rétribution.

ART. 3. — Un commissaire est chargé de la surveillance générale. MM. les abonnés sont priés de déférer à ses observations et de s'adresser à lui en cas de réclamations.

ART. 4. — En cas d'excès graves de la part d'un abonné dans l'intérieur du cercle, sa carte d'entrée lui sera retirée, et il cessera à l'instant d'en faire partie.

Art. 5. — Les salons seront ouverts tous les jours de huit heures du matin à minuit, excepté les jours de bal, dont la clôture aura lieu à une heure du matin.

Art. 6. — Le grand salon n'appartient aux abonnés que les jours de bal, c'est-à-dire le jeudi et le dimanche : l'administration a le droit d'en disposer les autres jours.

Art. 7. — Les jours de bal, les hommes ne seront admis qu'en habit.

Art. 8. — Il est expressément interdit de sortir les journaux du cabinet de lecture.

Art. 9. — Les personnes non abonnées qui désireraient assister à un bal ou passer une soirée au cercle pourront prendre à la porte un billet d'entrée. Ce billet ne sera jamais valable que pour un jour, et ne changera rien au droit de présentation établi à l'article 2.

Prix d'abonnement pour la saison.

Chaque personne.	20 fr.
Une famille de plus de trois personnes.	70

Billets d'entrée valables pour un jour seulement.

Pour une personne.	3 fr.
Un monsieur et une dame.	5
Une dame et une demoiselle.	3
Une famille.	6

Abonnement de lecture, Librairie, Papeterie, Articles de fantaisie.

MM. Bolliet (Henri), *place Centrale;* Bolliet (Gaspard), *rue de Chambéry.*

Bibliothèque choisie d'Aix.

S'adresser au presbytère.

Articles de fantaisie.

Ronzière, *rue des Bains.*

Tirs à la carabine et au pistolet.

MM. Maisony, Colomber, Vacher (tir système Flobert), *rue de Genève.*

Artificiers.

M. Maisony fils, M. Colomber.

Salon de lecture.

Revues, journaux français, anglais, italiens, au *Casino, pavillon à droite.*

Banque d'escompte et recouvrement.

MM. Anthonioz et Gillet, représentés par Henri Bolliet.

Banque de Savoie.

M. Ginet, *rue du Casino.*

Pianos à louer.

M. Lajoue, accordeur et marchand de pianos ; M. Faendrick, accordeur; M. Henry Bolliet (*place Centrale*).

Leçons de musique.

M. Molinassi, chef de musique de la ville; MM. les artistes du Casino.

Vins étrangers et du pays.

M. Malinjoud, *place Centrale.*

Poste aux lettres.

Le bureau est ouvert, les jours ordinaires, de 7 à 12 matin, et de 1 à 7 soir.

Les jours fériés, de 7 à 12 matin, et de 1 à 7 soir.

Courrier de France.

1re arrivée,	tous les jours,	à 8 h. du matin.
2e —	—	à 4 h. du soir.
1er départ,	—	à 6 h. du matin.
2e —	—	à 3 h. du soir.

Courrier d'Italie.

Arrivée,	tous les jours,	à 4 h. du matin.
Départ,	—	8 h, 1/2 du matin.

Courrier de Suisse.

Arrivée, tous les jours, à 8 et 11 heures du matin.

Départ, — { à 6 h. du matin.
à 3 h. du soir.

Le prix des lettres est de 40 centimes pour les États sardes, 40 cent. pour Genève, 20 cent. pour la France, 60 cent. pour la Prusse, 40 la Belgique et l'Angleterre, *en affranchissant.*

Les imprimés coûtent 2 centimes par feuille pour l'intérieur, et 6 centimes pour l'étranger.

Télégraphie électrique.

Ouverture du bureau : de 7 heures du matin à 9 heures du soir.

TARIF D'AIX-LES-BAINS A	DE 1 A 15 MOTS.	DE 1 A 20 MOTS.
Aix-la-Chapelle........	....	9
Amsterdam...........	....	10,50
Berlin...............	....	12
Bordeaux.............	1,80	
Bruxelles.............	....	7,50
Chambéry............	1	»
Florence.............	....	6
Genève..............	....	3
Londres..	....	12
Lyon................	2,90	»
Marseille.............	4,70	»
Paris................	6,50	»
Pétersbourg..........	....	21
Turin.........	....	3
Vienne (Autriche)......	....	9

Moyens de transport.

Messageries Générales et Impériales, correspondant avec des services dans toutes directions. Arrivées et départs plusieurs fois par jour. Poste aux chevaux abondamment fournie.

Chemin de fer V. E., station d'Aix-les-Bains.

DISTANCE en kilomètr.	VILLES.	PRIX DES PLACES. 1re		2e		3e		DURÉE du trajet.	
kilom.		fr.	c.	fr.	c.	fr.	c.	h.	min.
17	Chambéry. .	1	95	1	45	1	»	»	35
88	Genève. . .	10	25	7	65	5	50	2	35
115	Lyon. . . .	13	50	10	05	7	25	3	31
141	Mâcon . . .	16	10	12	»	8	70	4	02
266	Dijon. . . .	30	20	22	60	16	45	8	30
358	Besançon. .	36	05	26	95	19	65	13	05
465	Marseille. .	52	90	39	60	28	95	15	»
581	Paris. . . .	65	50	49	05	35	85	14 21	03 express. 40 omnibus
D'Aix à	Turin . . .	40	»	36	30	31	35	18	»
	Milan. . . .	54	60	47	20	38	75	22	40

D'Aix à Turin (2 départs par jour). . . . 20 h. »
De Turin à Gênes. . . . . 4 »
— à Milan. 8 30
— à Arona (îles Borromées). . . . . 4 »
De Milan à Venise 9 50

Les départs et les arrivées du chemin de fer ont lieu en Savoie sur l'heure de Paris. La différence est d'environ 20 minutes de retard avec les horloges de Chambéry.

Bateaux à vapeur.

Départ d'Aix pour Lyon à 7 heures du matin, lundi, mercredi, vendredi.

Départ de Lyon pour Aix à 5 heures du matin, mardi, jeudi, samedi.

(Trajet de Lyon à Aix en un seul jour. — D'Aix à Lyon en 8 heures.) — Ce même trajet se fait en 12 heures par les Messageries.

Chevaux, voitures et chars pour la promenade.

Outre les omnibus, on a des voitures partant à volonté aux hôtels Venat et Guilland, et chez MM. Lansard, Garin, Rabut, Fontaine, Carraz, Botti, Salazar, Lanton, Vincent, Angelier, Benoît, Gros (d'Aillon), Simon, Bugnard, etc.

Tarif des courses.

Voitures à 1 cheval.		*Voitures à 2 chevaux.*	
Course de la durée de 30 m.	2	La course de 30 minutes...	3
L'heure (la 1re)..........	3	L'heure (la 1re).........	4
— (les suivantes).....	2	— (les suivantes)....	3
La journée.............	15	La journée.............	20
La demi-journée........	9	La demi-journée.........	12

Chevaux de selle.

Promenade de deux heures.......	4	»
Les deux heures successives, pour chaque.	1	»
Les suivantes.................	0	75

Anes.

Courses au grand port, à Cornin, Choudy, Maison du Diable, Marlioz, Saint-Simon, tour d'Eustache, et toute autre course dans l'intérieur de la commune, pour chacune................. 1 fr. »

Courses à la cascade de Grésy, la tour de Grésy, Mouxy, Tresserve, Saint-Innocent, Viviers. 1 50

Tout séjour excédant 1/2 heure sera payé à raison de 75 centimes la 1re heure, 50 centimes la 2e, et 25 centimes les suivantes, sans que le prix de la demi-journée puisse dépasser. . . . . 3 fr.
et celui de la journée entière. 6

Bateaux à 3 bateliers et 8 places.

De Cornin, Puer et autres	à Hautecombe et au Bourget.	10 fr.
—	à Chatillon ou à Savières. . .	16
—	à Bourdeau.	6
—	à Brison.	10
—	à Bonport.	6

Bateaux à 2 bateliers et comprenant 6 places.

De Cornin, Puer et autres	à Hautecombe et au Bourget.	8
—	à Chatillon ou à Savières. . . .	12
—	à Bourdeau.	4 50
—	à Brison.	8
—	à Bonport.	4 50

Tableau des hauteurs les plus remarquables de la Savoie, et spécialement des environs d'Aix.

Le Mont-Blanc (1re ascension en 1786).	4810 mèt.
Passage du grand Saint-Bernard. . . .	2491
— du petit Saint-Bernard. . . .	2192
— du mont Cenis.	2066
Mont Iseran.	2481

Col de Seigne.	2461
Col du Bonhomme.	1253
Col de Balme.	1181
Chamonix.	1044
La Tournette.	1100
Le Môle.	948
Mont Salèves.	612
Lac d'Annecy.	442
Lac de Genève.	378
Lac du Bourget.	226
Aix (sol de l'église).	255
Chambéry.	263
Saint-Innocent	274
Tresserve.	317
Tour de Grésy	340
Mouxy.	406
Clarafond	473
Grotte des Échelles.	617
Pugny.	504
Trévignin.	643
Montcel.	601
Saint-Germain	497
Tour de Cessens.	702
Ontex.	717
Le Châtelard (en Beauges)	762
Les Déserts.	940
Dent de Nivolet.	1523
Dent du Chat.	1618

Promenades aux environs d'Aix (non compris le retour).

Avenue Marie (théâtre et chalet de Solms, les villas de Pommereu et Bias) . . . . . . 5 min.

Jardin Mollard (vue générale d'Aix) . . . 10

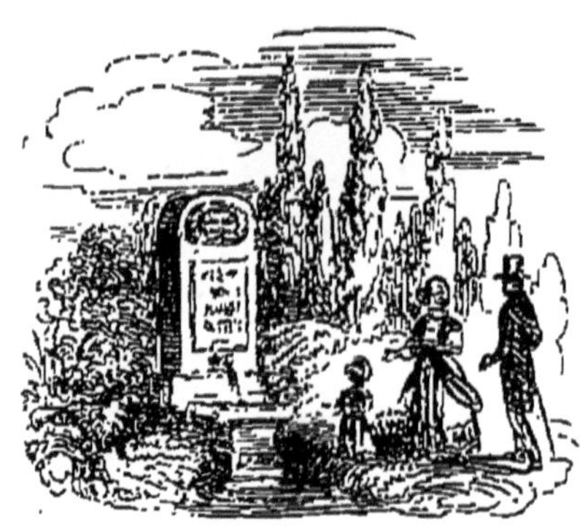

Source ferrugineuse.

Roche du Roi (carrière des Romains). . . 20

Sources de Saint-Simon. 25

Sources de Marlioz. 25

Colline de Tresserve, maison du Diable (Bellevue). 30

(Campagnes de Savoiroux, de Mégève, de Pierrefeu, Poulain, Leroy, Vivian.)

Port de Puer. 40

(Principal lieu d'embarcation pour les promenades sur le lac (1).)

(1) La proximité du lac du Bourget, qui est très poissonneux, est pour Aix un vrai trésor. Les meilleures qualités de poissons sont le *lavaret* (*Coregonus lavaretus*), l'*ombre-chevalier* (*Salmo umbla*), la *truite* (*Salmo alpinus*), la *lotte* (*Gadus lota*), la *perche* (*Perca fluviatilis*). On y compte 22 espèces de poissons.

Cascade de Grésy. . . . . 45 min.

(C'est là que périt madame de Broc, sœur de la maréchale Ney, sous les yeux de la reine Hortense, le 10 juin 1813.)

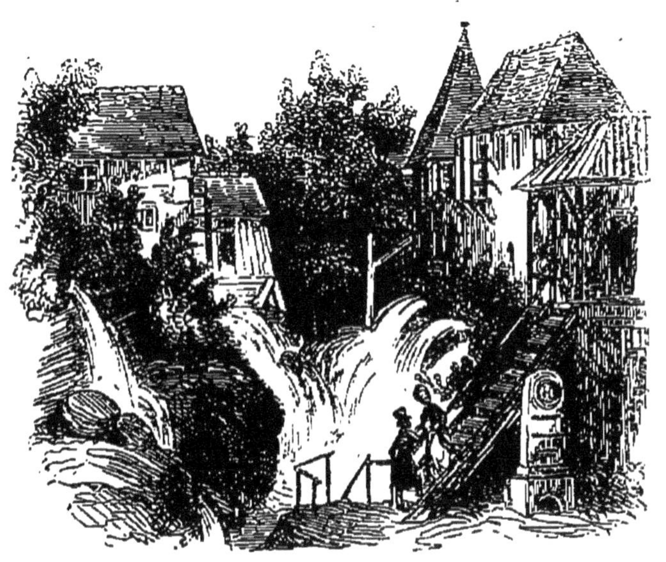

Cascade de Grésy.

Saint-Innocent. 45

(Fabriques de tissus de soies de lapin, très utiles pour combattre le rhumatisme. — Le panorama des montagnes du Grésivaudan, couvertes de neige, du mont du Chat et du lac du Bourget, vu de *Saint-Innocent* (campagne Despine), rappelle le panorama si vanté des glaces de l'*Oberland bernois*, du lac de Thoune et du Stockhorn en Suisse.)

Château de Bonport. 50

Route du Sierroz (très pittoresque) 55

Château de Bordeau. . . . . 1 h.

Course au mont du Chat (1). . . . . 2 h.

Haute-Combe, dévasté en 1793, restauré en 1824, par le roi Charles Félix. 2

(Le Saint-Denis, la solennelle et poétique sépulture des ducs de Savoie. — Voir, à un quart d'heure de là, la fontaine intermittente.)

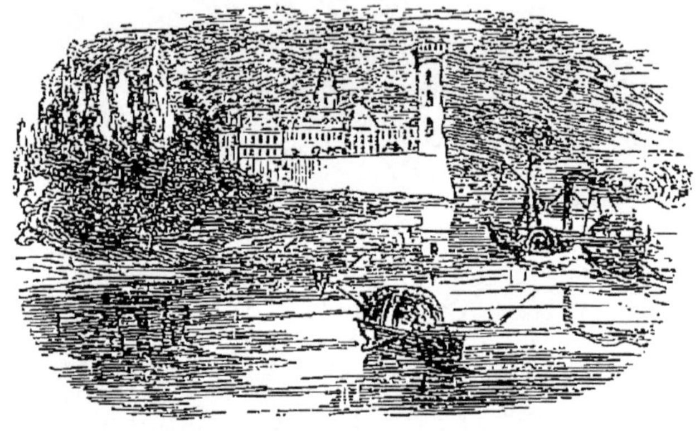

Haute-Combe.

Saint-Germain (voie romaine). 2

Château de Chatillon. 3

Chambéry (les Charmettes, le château de la Motte, le Bout-du-Monde). . . . 3

Château de la Serraz. 3

Annecy 4

(Musée, filatures, château et environs remarquables.)

Grotte de Bange. 4

(Longueur de la grotte, 900 pieds. Lac intermittent dans la grotte.)

(1) La tradition prétend qu'Annibal y opéra son passage dans le pays des Allobroges, marchant sur Rome, l'an 229 avant l'ère chrétienne.

Route de la vallée de Fier (voie romaine), pittoresque. . . . . 4 h.

(Aller par Rumilly et retour par Seyssel.)

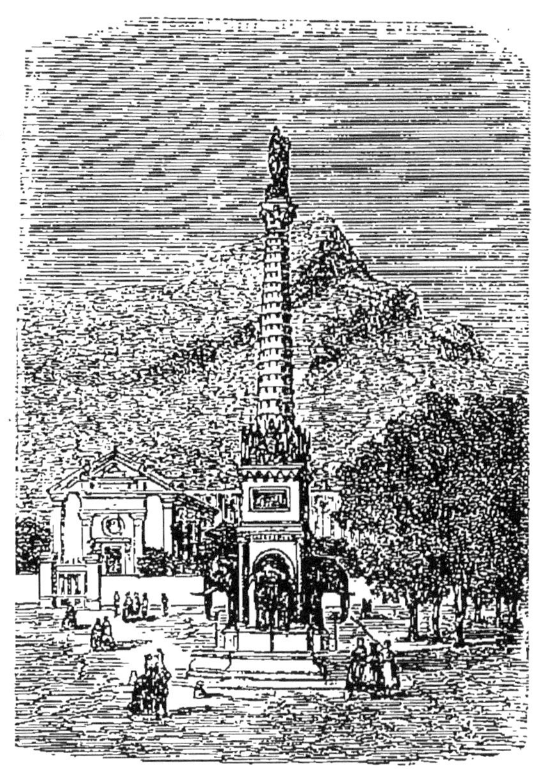

Fontaine de Chambéry, érigée à la mémoire du général de Boigne.

Excursions de trois ou quatre jours.

1° *Chamonix*, par Annecy, Bonneville, Saint-Gervais, et retour par Martigny et le Chablais, ou par Mégève, Flumet, Albertville.

2° *Genève*, par Annecy et le pont de la Caille (hauteur du pont, 560 pieds ; longueur, 590 ; inauguré le 10 juin 1839) ; le tour du lac Léman, le pays de Vaud, et retour par Rumilly.

3° *La grande Chartreuse,* par Chambéry, la Grotte, les Échelles, et retour par Grenoble et la vallée du Grésivaudan.

4° *Belley,* par le Bourget, le mont du Chat, Yenne, le pont de la Balme, et retour par Seyssel et la Chautagne.

5° *Tarentaise,* par la vallée de Savoie, Albertville, Moutiers, les vallées de Beaufort et de Roselins, les établissements royaux des mines et salines, les bains de Brides ; retour par Faverges et Annecy.

6° *La vallée des Bauges,* par Saint-Pierre, le col du Frêne, le Châtelard, et retour par le pont du Diable et la grotte de Bange.

7° *Lyon,* par le mont du Chat, la voie ferrée ou le lac, le Rhône, et retour par Bourg, Nantua et Seyssel ou par le Pont-Beauvoisin et la grotte des Échelles.

8° *Turin,* par la Maurienne, le mont Cenis, et retour par la vallée d'Aoste et le petit ou le grand Saint-Bernard, Courmayeur (vue admirable du Mont-Blanc et du Mont-Rose).

Nota. — La lyre et le burin ont célébré les plus chétifs hameaux de la Suisse, tandis que la Savoie, sa noble sœur, a été laissée dans l'oubli ; la Savoie cependant offre un vaste champ aux investigations du savant, de l'homme du monde et de l'artiste. Il est peu de contrées qui présentent autant d'intérêt dans un espace aussi limité : plantes rares, minéraux précieux, torrents, lacs, sombres forêts, fertiles vallées, glaciers, sites pittoresques, panoramas variés, monuments romains, ruines du moyen âge ; tout, dans ce pays, est digne d'attirer, et par ses beautés naturelles et par ses souvenirs, l'attention du baigneur et du touriste.

Une loi adoptée par le parlement sarde, le 7 juin 1836, avait assuré la vie d'Aix et de l'établissement des bains. Je ne saurais terminer cette notice sans en citer un extrait, à titre de souvenir.

I. La dépense pour la restauration et l'ampliation de l'établissement thermal en voie d'exécution sera basée sur celle établie lors de sa fondation. Celle-ci aura lieu moyennant un capital de 900 000 fr., qui sera fourni un tiers par l'*État*, et les deux tiers par la province de *Savoie propre*, sur lesquels sont compris 100 000 fr. offerts par la ville de Chambéry et 60 000 par celle d'Aix.

II. Les travaux seront exécutés en conformité des plans de MM. François, ingénieur (inspecteur des eaux minérales de France), et Pellegrini, du 15 septembre 1854, et devront être terminés pour la saison thermale de 1859.

III. Les produits de l'établissement seront destinés :

1° Au payement de l'intérêt de 5 pour 100 sur le capital versé par l'*Association ;*

2° Au prélèvement de 1 pour 100 pour l'extinction du capital de la dette.

IV. La dette une fois amortie, les revenus de l'établissement seront employés, un tiers à des améliorations dans l'établissement lui-même, les deux autres tiers à des œuvres de bienfaisance, spécialement à l'agrandissement de l'hôpital d'Aix, où seront admis gratuitement les militaires et les indigents du royaume.

CURIOSITÉS.

La galerie des grottes thermales dont nous donnons ici le dessin est facile à visiter; elle forme la principale entrée des curieuses cavernes de Saint-Paul (1), où l'on ne pénétrait autrefois qu'à grand'peine, par la grotte des Serpents et le puits d'Enfer. Elle a 1 mètre 40 centimètres de large sur 1 mètre 80 centimètres de hauteur, et 90 mètres de longueur. A 80 mètres de l'entrée, se trouve la fente large et profonde du rocher qui donne issue à la source. Une voûte épaisse couvre ce gouffre et s'oppose à la déperdition du calorique et des principes médicamenteux.

Ce remarquable ouvrage, commencé en avril 1855, sous l'habile direction de M. François, a duré un an. Il a eu pour résultat : 1° de maintenir à la source une

(1) Ces grottes sont visibles de 8 heures du matin à 6 heures du soir, moyennant une carte du prix de 50 centimes prise au bureau de l'Établissement thermal.

température et une composition chimique plus constantes, en s'opposant aux infiltrations d'eau pluviale; 2° d'augmenter considérablement le volume de la

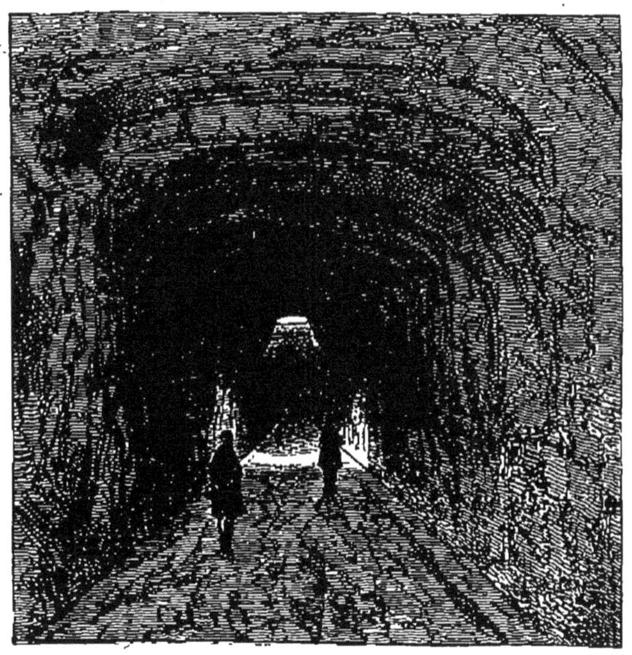

Galerie de captage de la source Saint-Paul.

source et sa dose de principes sulfureux, qui, au point d'émergence, se trouve être de 4 degrés sulfhydrométriques.

Ces cavernes forment aujourd'hui deux étages distincts. Les supérieures, corrodées et revêtues de sulfuraire membraniforme, offrent une conformation exceptionnelle, due au métamorphisme de la roche calcaire par les vapeurs thermales imprégnées d'acide sulfurique. Aussi présentent-elles partout des formes fantastiques et bizarres : ici on croirait voir des crânes d'éléphants dénudés, des ossements monstrueux de mastodontes, de ptérodactyles et autres animaux antédiluviens ; là un lac dont les ondes semblent pétrifiées, et sur les aspérités desquelles on peut, non sans quelque difficulté, se tenir debout. Plus loin, ce sont de gracieuses coupoles ornées de pendentifs et de découpures de pierre d'une admirable légèreté. Dans la direction du sud, on distingue encore l'éminence rocheuse appelée *îlot Favrin*, du nom d'un célèbre doucheur attaché à nos thermes (1).

Une rampe de quarante-neuf marches conduit hors de ces cavernes par la rue du Puits-d'Enfer, située à 10 mètres au-dessus de la rue de Mouxy, celle par où l'on y avait pénétré.

Antiquités romaines.

Bain romain. — Ce bain, qui était alimenté par les sources provenant des cavernes de *Saint-Paul*, fait partie des thermes antiques existant sous la pension Chabert. Sa forme est octogone ; tout autour sont des *scalaria*, ou gradins revêtus de marbre blanc ; il est supporté par une centaine de piliers quadrangu-

(1) Voyez la description et le dessin que j'ai donnés de ces souterrains dans le *Bulletin des eaux* pour l'année 1837.

laires. Plusieurs des briques de cette construction portent en relief les noms des fabricants : *Clarianus*, *Cæsarcensem*, *Viriorum*, *Clăria Numada*, dont on retrouve aussi les produits à Vienne (capitale de l'an-

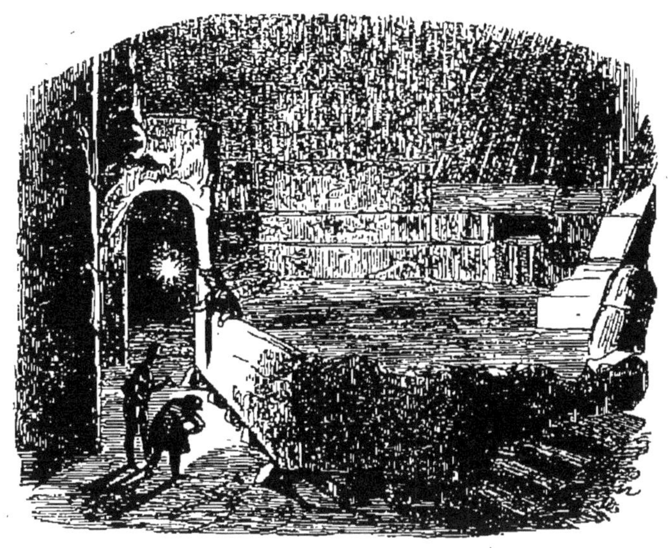

Bain romain.

cienne Allobrogie) et à Lyon. Autour des piliers, règne un corridor où circulaient les eaux, et dont le plafond est percé d'une multitude de petites cheminées rectangulaires communiquant entre elles. Celles-ci permettaient aux vapeurs de s'élever dans la pièce supérieure, qui pouvait servir à volonté de vaporarium ou de bain d'immersion.

On peut voir aussi chez M. Chabert, outre plusieurs autres précieux fragments, un cadran, ou *gnomon*, trouvé dans ces thermes, et creusé en cône dans un bloc de travertin dont voici les proportions :

Largeur de la face......................	54	centimètres.
Hauteur...........................	52	—
Saillie de l'arrière à l'avant, prise à la base...	44	—

Ce cadran, divisé, selon l'usage des Romains, en douze parties égales par les lignes horaires, servait pour toutes les saisons, de manière cependant que l'intervalle qui marquait les heures en hiver était

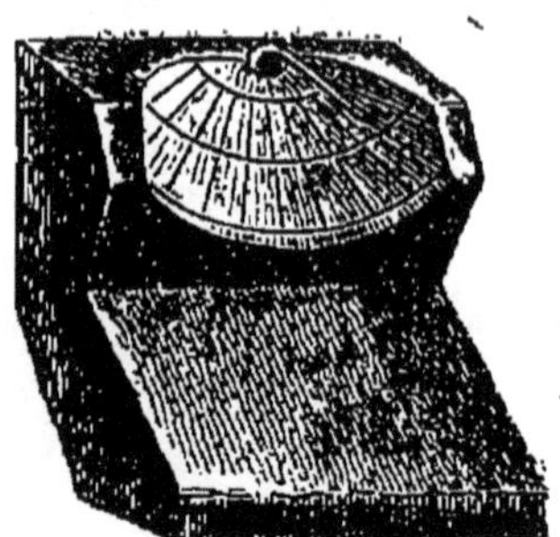

Montre solaire antique.

plus court que pour celles de l'été. L'ombre du style traçait cette différence par le plus ou moins de longueur de sa projection.

L'arc de Campanus, situé sur la place qui porte ce nom, à égale distance des deux sources, ce monument, d'ordre toscan et ionique, formait l'entrée principale des thermes. Sa hauteur est de 9m,16, sa largeur de 6m,71; ouverture de l'arc, 3m,02. Ses inscriptions forment autant de dédicaces en l'honneur de la famille Pompeia ; les voici avec la traduction :

Sur l'attique :

POMPEIO CAMPANO AVO A PATRE.

A Pompeius Campanus, grand-père du côté paternel.

CAIAE SECVNDIN. AVIAE A PATRE.

A Caia Secundina, grand'mère du côté paternel.

POMPEIAE MAXIMAE SORORI.

A Pompeia Maxima, sa sœur.

POMPEIO CAMPANO FRATRI.

A Pompeius Campanus, son frère.

Sur l'architrave :

D. VALERIO GRATO.

A Decius Valerius Gratus.

CAIO AGRICOLAE.

A Caius Agricola.

POMPEIAE L. SECVNDIN. AMITAE.

A Pompeia Lucia Secundina, la tante.

C. POMPEIO JVSTO PATRI ET PARENTIBUS.

A Pompeius Justus, le père, et à ses parents.

VOLVNTILIAE C. SENTIAE AVAE AMATAE.

A Voluntilia Caia Sentia, aïeule chérie.

C. SENTIO JVSTO AVO AMATO.

A Caius Sentius Justus, aïeul chéri.

T. CANNVTIO ATTICO PERPESSO.

A Titius Cannutius Atticus Perpessus.

L. POMPEIO CAMPANO CAMPANI ET SENTIAE FIL.

A Lucius Pompeius Campanus, fils de Campanus et de Sentia.

Sous l'architrave :

L. POMPEIVS CAMPANVS VIVVS FECIT.

Lucius Pompeius Campanus, de son vivant, fit ériger ce monument.

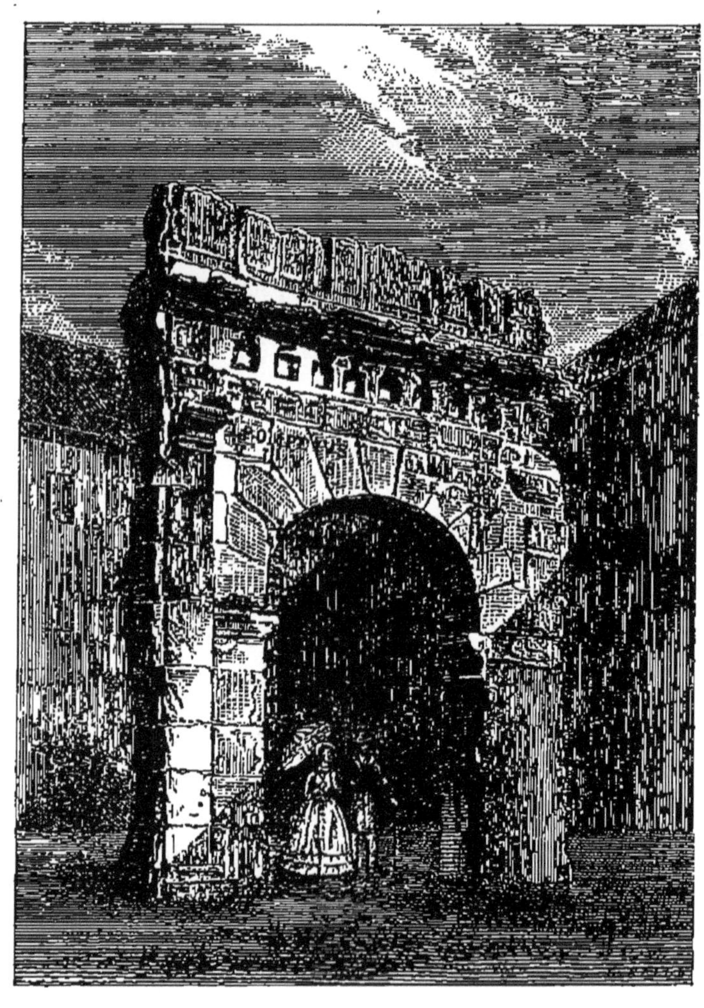

ARC DE CAMPANUS.

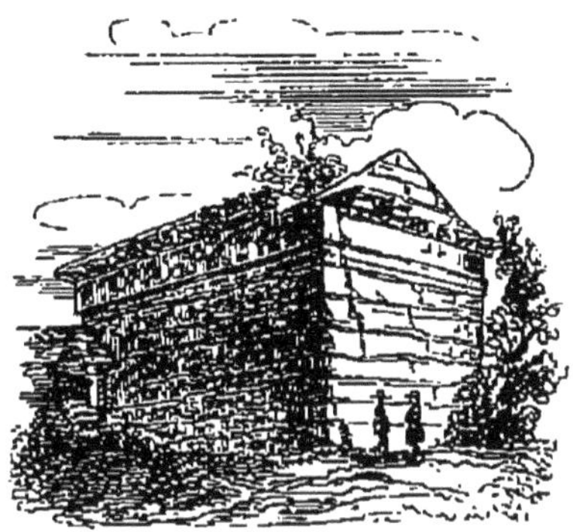

Temple de Diane.

Ce temple, aujourd'hui visible dans le jardin du presbytère, est composé de gros quartiers de pierre superposés sans ciment, provenant de la carrière dite des Romains, située à quelques minutes et au midi de la ville.

Largeur extérieure du temple......	13m,40
Largeur intérieure, mesurée entre les deux architraves visibles des murs du pronaos....................	10m,30
Longueur de la cella..............	10m,70
Longueur de la partie restante des murs du vestibule..............	3m,24

Sur les filets de l'architrave, on remarque une saillie semblable à celle que présente le théâtre de Marcellus à Rome.

NOTA. — Une inscription intéressante, trouvée au *Vivier* (*vivaria Romanorum*), près d'Aix, a été placée par les soins de M. le comte de POMMEREU dans l'avenue *Marie*. Elle paraît se rapporter à un illustre

Allobroge devenu successivement édile, préteur, et enfin légat de la province d'Asie.

APPENDICE.

Nomenclature des pièces pathologiques faisant partie des collections de M. Despine, relatives à des maladies qui se sont amendées ou guéries dans l'établissement thermal d'Aix.

1° *Rétraction des doigts par cause rhumatismale.*

2° *Rétraction des doigts par suite de lésion traumatique de l'aponévrose palmaire.*

3° *Rétraction congénitale des doigts*, avec arrêt de développement, chez une fille de dix ans, considérablement amendée par l'usage des eaux et des appareils mécaniques mis en usage à Aix.

4° *Carie du cinquième os métacarpien*, guérie en quelques semaines par les eaux prises en douches et en boisson.

5° *Olécranarthrocace*, avec carie de l'olécrâne et huit orifices fistuleux, ce qui rendait probable l'amputation. — Envoyée à Aix, en 1834, par le docteur Castellaz de Neuchatel.

6° Le même cas, représenté guéri après six mois de séjour à Aix.

7° *Fracture de la tête du cubitus.* — La fistule qui existait à l'arrivée du malade s'est fermée, et au bout de trente-cinq jours, le malade, papetier à Bordeaux, a pu reprendre ses occupations.

8° *Tumeur blanche énorme du genou*, sensiblement amendée sous l'influence des bains de vapeur Berthollet.

9° *Tumeur blanche de l'articulation carpienne.*

10° Le même cas, représenté guéri après trois saisons thermales.

11° *Tumeur lymphatique* de la malléole externe guérie en trente-six jours.

12° *Tumeur scrofuleuse* de l'os maxillaire droit, qui s'est très amendée.

13° *Ulcère gangréneux* de la jambe, suivi de guérison.

14° *Tumeur sarcomateuse* de l'articulation huméro-cubitale, accompagnée de l'œdème du membre et de trois fistules.

15° Le même cas en voie de guérison.

16° *Eczéma* compliqué de pustules impétigineuses chez un garçon de douze ans.

17° Le même, guéri après trois mois de traitement.

18° *Lichen agrius* dégénéré et couvrant l'abdomen.

19° Le même cas, guéri au moyen des étuves et des bains prolongés pendant plusieurs heures.

20° *Bouton d'Alep* dégénéré et passé à l'état chronique.

21° Le même cas, guéri par les douches, les bains et la boisson des eaux thermales.

22° *Psoriasis* chez une femme de quarante-deux ans, dont l'état s'est amendé par suite du traitement qu'elle a suivi à Aix.

23° *Ichthyose congénitale* chez une fille de dix ans.

24° Le même cas, grandement amendé par l'usage des eaux.

25° *Eléphantiasis* énorme de la jambe droite, lequel s'est bien trouvé de l'usage des douches d'Aix, alternativement chaudes et froides.

26° *Syphilide tuberculeuse de la face.*

27° Le même cas, après la guérison.

28° *Périostose syphilitique de l'avant-bras*, guérie en deux mois, après avoir résisté aux autres traitements.

29° *Exostose de l'os frontal* et *syphilide du cuir chevelu.*

30° Le même représenté guéri en deux mois. (Ce malade a été revu par nous au bout de quinze ans; la guérison ne s'était point démentie.)

31° *Lésion traumatique*, suite de chute, qui a nécessité, de la part du docteur Bouchet (de Lyon), l'extraction complète de l'os *astragale.*

32° Guérison sans ankylose, à Aix, où le malade a posé ses béquilles, après deux mois de traitement.

33° *Ulcère variqueux* de la jambe, chez un homme de trente ans, guéri à Aix au moyen des douches et de la compression.

34° *Erythema rubrum* passé à l'état chronique, et

guéri par les bains de vapeur du vaporarium et des douches de la division d'Enfer.

Plusieurs de ces pièces, présentées à l'Académie impériale de médecine de Paris, se trouvent mentionnées honorablement dans le Bulletin de cette Académie (séance du 7 avril 1838).

PLAINTES ET RÉCLAMATIONS.

1° Pour toutes celles concernant les logeurs, les aubergistes, voituriers, bateliers, portefaix, etc., s'adresser à M. le commissaire de police, à l'hôtel de ville.

2° Pour celles concernant le Casino, au commissaire ou au président de l'administration du Casino.

3° Pour ce qui a trait aux employés et à la police de l'établissement thermal, s'adresser au directeur, qui a son domicile et ses bureaux dans cet établissement. Il existe d'ailleurs, au bureau du contrôle, à l'entrée de l'édifice, un registre où, aux termes du règlement, il est facultatif à chacun d'inscrire ses observations.

NOTA. — Nous ne saurions trop recommander à MM. les étrangers qui se proposent de faire des excursions dans les environs d'Aix et les Alpes, l'excellent *Itinéraire de la Savoie et du Dauphiné*, ainsi que l'*Itinéraire de la Suisse*, par M. Adolphe Joanne. Paris, 1859, librairie Hachette.

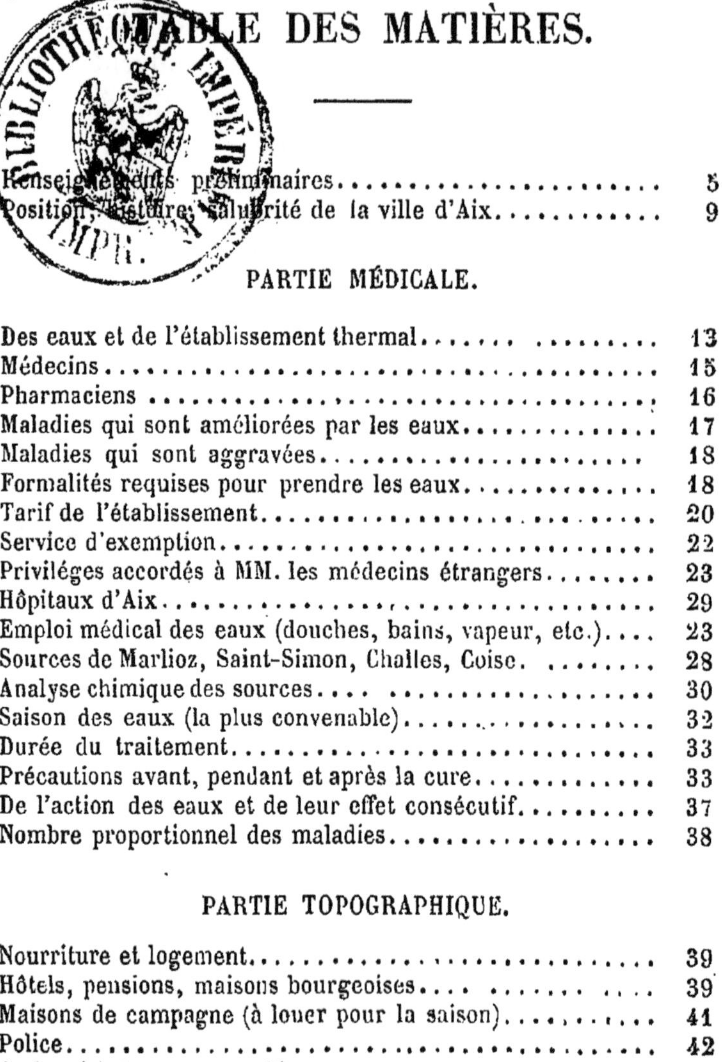

TABLE DES MATIÈRES.

Renseignements préliminaires 5
Position, histoire, salubrité de la ville d'Aix 9

PARTIE MÉDICALE.

Des eaux et de l'établissement thermal 13
Médecins 15
Pharmaciens 16
Maladies qui sont améliorées par les eaux 17
Maladies qui sont aggravées 18
Formalités requises pour prendre les eaux 18
Tarif de l'établissement 20
Service d'exemption 22
Priviléges accordés à MM. les médecins étrangers 23
Hôpitaux d'Aix 29
Emploi médical des eaux (douches, bains, vapeur, etc.) 23
Sources de Marlioz, Saint-Simon, Challes, Coise 28
Analyse chimique des sources 30
Saison des eaux (la plus convenable) 32
Durée du traitement 33
Précautions avant, pendant et après la cure 33
De l'action des eaux et de leur effet consécutif 37
Nombre proportionnel des maladies 38

PARTIE TOPOGRAPHIQUE.

Nourriture et logement 39
Hôtels, pensions, maisons bourgeoises 39
Maisons de campagne (à louer pour la saison) 41
Police 42
Casino (règlement et tarif) 42

Services religieux.......... 42
Magasins.......... 46
Bureaux de banque.......... 46
Tirs au pistolet.......... 46
Artificiers.......... 46
Poste aux lettres.......... 47
Télégraphe (tarif des dépêches).......... 48
Moyens de transport.......... 48
Chemin de fer (distance d'Aix aux principales villes, prix des billets).......... 49
Bateaux à vapeur et Messageries.......... 49
Tarif des courses aux environs.......... 50
Tableau des hauteurs les plus remarquables des environs... 51
Promenades des environs d'Aix.......... 53
Promenades et excursions de trois ou quatre jours.......... 56
Curiosités.......... 59
Galerie de captage des eaux.......... 60
Antiquités romaines.......... 61
Nomenclature des pièces pathologiques de l'ancien musée de l'établissement thermal.......... 67
De la marche à suivre par MM. les baigneurs en cas de plaintes et de réclamations.......... 70

www.ingramcontent.com/pod-product-compliance
Ingram Content Group UK Ltd.
Pitfield, Milton Keynes, MK11 3LW, UK
UKHW020210200726
13856UKWH00004B/1303